AF231653

ASSOCIATION FRANÇAIS

POUR

L'AVANCEMENT DES SCIENCES

CONGRÈS DE NANTES.

1875

M ____________________

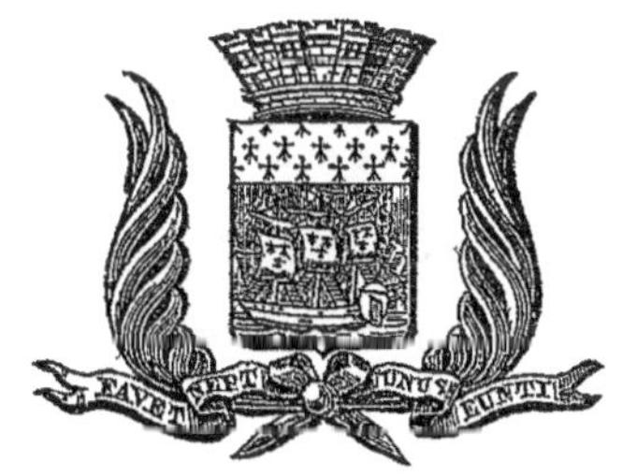

PARIS

AU SECRÉTARIAT DE L'ASSOCIATION

76, rue de Rennes.

ASSOCIATION FRANÇAISE

POUR L'AVANCEMENT DES SCIENCES

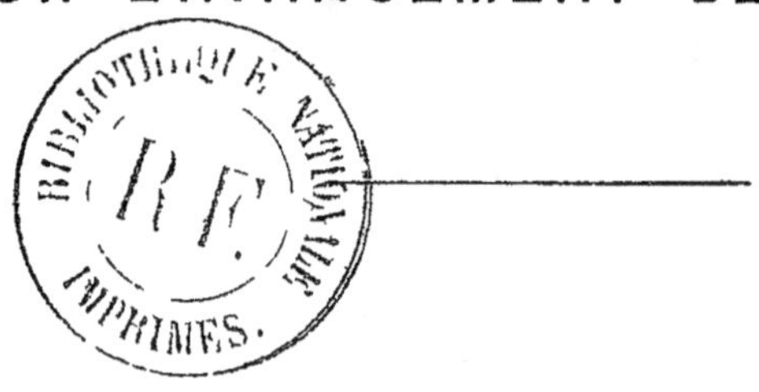

Dr LECADRE

Du Havre.

LA MORTALITÉ PAR LA PHTHISIE PULMONAIRE

— Seance du 20 août 1875. —

Si l'on excepte ces graves maladies épidémiques qui, comme le choléra, la variole, etc., viennent de loin en loin jeter l'effroi dans les populations et attrister l'humanité, aucune affection n'est plus meurtrière que la phthisie pulmonaire, qui règne partout, dont les coups sont incessants et dont la curabilité est si rare. Les progrès de la science et ceux de la civilisation qui, tous les jours, en notre présence, éloignent certaines maladies, sont sans action devant les dommages occasionnés par la phthisie. La science, en se perfectionnant, appelle de nouvelles industries, la civilisation, raffine les mœurs ; mais l'industrie dépeuple les campagnes au profit des villes et enserre l'homme dans des milieux qui souvent pèchent par la salubrité ; le raffinement des mœurs engendre souvent la mollesse. De là, des causes de dépression sensible pour l'humanité ; de là de nouvelles provocations à la phthisie.

Cette maladie est-elle plus commune qu'elle ne l'était jadis ? Nous examinerons cette question plus loin ; qu'il nous suffise de dire en ce moment qu'on serait tenté d'admettre l'affirmative, en raison de la marche constante de la science et de la civilisation. Consultons d'ailleurs l'obituaire de toutes les villes, et principalement des grands centres de population, et nous nous convaincrons des désastres occasionnés par cette maladie et de la nécessité d'en saisir les assemblées qui ont pris pour but le perfectionnement de toutes choses.

Le poumon, dont la texture anatomique est si compliquée, dont la fonction physiologique est si active, subissant l'atteinte de tous les agents extérieurs, étant sous l'influence constante de l'hématose, dont il est un des principaux instruments, pourrait-il ne pas être d'une extrême susceptibilité ? Dans les causes qui agiront sur lui, nous aurons à relater d'abord celles qui sont directes, puis ces autres qui n'agissent qu'indirectement par le volume et la qualité du sang, par le retentissement qu'elles ont sur toute l'économie. Aussi voyons-nous les maladies des organes respiratoires plus ou moins fréquentes durant les diverses saisons de l'année, mais régner d'une manière à peu près constante. De ces maladies, les unes sont aiguës, et ces dernières seront presque toujours provoquées par les agents extérieurs ; les autres sont chroniques, et dans celles-ci l'affection qui tient la première place est la phthisie pulmonaire.

Cette phthisie, cette maladie si commune, si triste le plus souvent dans ses résultats, qui vient quelquefois surprendre l'individu au moment où l'incitation intellectuelle, qualité générale de celui prédisposé à cette maladie, le poussait vers de grands projets, vers d'importantes combinaisons, cette affection, dis-je, a provoqué dans tous les temps l'attention des observateurs.

Mon but, en en faisant l'objet d'une étude particulière, n'est point de présenter la description des diverses sortes de phthisie. C'est un sujet sur lequel travaillent constamment les anatomo-pathologistes de tous les pays, mais sur lequel, en fin de compte, il faut revenir aux beaux travaux de nos médecins français, et en particulier à ceux de l'inventeur du stéthoscope, du grand Laënnec ; je n'envisagerai la phthisie que sous le rapport de sa grande fréquence, que sous le rapport de la déplorable mortalité qu'elle détermine. Ici, je veux étudier les causes diverses, afin d'arriver par déduction, s'il se peut, à en modifier quelques-unes, à en annihiler quelques autres.

Je ne m'étendrai pas longtemps, non plus, sur la question de savoir si la phthisie pulmonaire est plus commune aujourd'hui qu'elle ne l'était autrefois. J'en ai déjà dit un mot tout à l'heure. Si je consulte des souvenirs déjà éloignés, je constate que jadis cette cruelle maladie était très-fréquente. Aujourd'hui l'est-elle moins ?

M'arrêtant seulement à deux causes générales que personne ne peut mettre en doute : l'émigration des campagnes et l'extension de l'industrie, je puis en tirer l'induction que le nombre des phthisiques a dû augmenter encore de nos jours.

Des causes moins générales, les unes sont directes ; les autres sont intimes, tiennent à une disposition particulière ou sont transmises. Parmi les premières sont, comme on l'a répété bien des fois, le séjour habituel dans un air froid et humide ou dans un lieu où l'atmosphère n'est pas suffisamment renouvelée. « De même qu'un individu, disait » dernièrement le Dʳ Peter dans une de ses savantes leçons cliniques, » soumis à une alimentation insuffisante, peut se tuberculiser, de » même celui qui a une moins grande quantité d'aliments aériens, » s'étiole de jour en jour et se tuberculise. »

Il est certain que c'est dans les grandes villes, où l'air perd de ses conditions normales, où le gaz acide carbonique acquiert des proportions déplorables, où, comme à Londres, à l'air se trouve mêlé de l'acide sulfureux, et à Paris du sufhydrate d'ammoniaque, que l'on rencontre le plus grand nombre de phthisies pulmonaires.

C'est sur les bords des lacs et des grandes rivières, comme à Genève, à Lyon, à Rouen, à Nantes ; c'est dans les endroits froids et humides en même temps, qu'on observe le plus de phthisiques.

Si nous nous élevons au dessus de ces endroits, même en ressentant quelques effets de la diminution de la pression de l'air, nous nous dérobons aux chances mauvaises de la fréquence de la phthisie.

Ainsi, tout le monde sait que México est à 2,277 mètres au dessus du niveau de la mer. Or, pour le Dʳ Jourdanet, qui vient de publier un ouvrage si remarquable sur *l'Influence de la pression de l'air sur la vie de l'homme,* l'observation lui a permis de constater que :

« 1º D'une manière générale, la phthisie est une maladie rare à Mexico ;

2º Que cette maladie est presque nulle dans la classe aisée de la population ;

3º Que l'affection acquise dans les lieux moins favorisés prend sur les altitudes du Mexique une marche plus lente, et que quelquefois elle guérit ;

4º Que les prédispositions à cette maladie provenant de localités plus basses et de conditions individuelles diverses, s'éteignent généralement sur le haut Anama. »

L'opinion fortement motivée du Dʳ Jourdanet sur les avantages de la moindre pression de l'air et sur les conséquences de cette dernière, ne lui est point particulière. Suivant un médecin de la ville du Lac-Salé (Amérique), dont le plateau est à 4,000 pieds au dessus du niveau de la mer, parmi la population blanche indigène, on n'a jamais observé un seul cas de phthisie. Parmi les personnes converties au mormonisme, qui viennent d'Europe et des états de l'Est de l'Amérique, il y a quelquefois des malades, surtout des femmes, atteintes de phthisie au début ; pendant le voyage, la maladie s'aggrave souvent, mais après l'arrivée, si la tuberculisation n'est pas très-avancée, elle s'arrête dans sa marche et guérit le plus souvent.

Je m'associe de grand cœur à ces assertions pleines d'espérances, et cependant, sans vouloir éveiller la discussion, je demanderai pourquoi les moines de l'hospice du grand Saint-Bernard, précieux refuge situé à 2,474 mètres au dessus du niveau de la mer, sous l'influence d'une pression moins grande que les habitants de Mexico, qui n'en sont qu'à 2,277 mètres, sont décimés par la phthisie pulmonaire ? Serait-ce que l'humidité constante dont ils sont entourés, humidité froide et déprimante, leur fait perdre tout le bénéfice de l'altitude ?

C'est à dessein que j'emploie l'expression de déprimante, puisque cette humidité, dont on éprouve également les effets sur les rivages de la mer, chargée alors d'hydro-chlorate de soude et de principes iodés, devenue réconfortante, semble diminuer le nombre des phthisiques. « Ceux-ci, dit Laennec, paraissent n'entrer que pour un quarantième dans la proportion des morts sur la côte méridionale de Bretagne, tandis qu'à Paris et dans les grandes villes du centre de la France, cette proportion ne varie guère que du quart au cinquième ». C'est que sur ces bords battus par le vent prédomine un autre principe vivificateur, principe qui fait que la phthisie est plus commune à la ville qu'à la campagne, dans les grandes cités que dans les petites, partout où il est en faible quantité. Je veux parler de l'ozone, agent sur la nature duquel les chimistes discutent encore, mais que ni M. Jourdanet, ni ceux qui partagent ses idées sur les altitudes, ne penseront être un excès d'oxygène.

Continuant la série des causes directes de la phymie, nous les retrouvons encore chez ceux qui vivent dans une atmosphère chargée de poussière minérale, comme débris de pierres, poudre de charbon, molécules de cendre ou de fonte. C'est cette phthisie qu'on a désignée sous le nom de phthisie des aiguiseurs, parce qu'elle affectait de préférence les aiguiseurs des anciennes manufactures d'armes. Dernièrement, M. le Dr Proust présentait à l'Académie de Médecine un mémoire sur la maladie des poumons des mouleurs en cuivre et en fonte, dont les conclusions furent appuyées dans le rapport qu'en fit le professeur

Tardieu. Or, cette maladie n'est autre qu'une variété de phthisie dont les causes sont complétement directes.

Aujourd'hui que la passion des instruments de cuivre est très-répandue parmi les tout jeunes gens, il en résulte pour certains d'entre eux des désordres du côté de la poitrine qui peuvent aller jusqu'à la phthisie. On objectera que le chant rhythmé est au contraire une ressource gymnastique pour le poumon, qui lui a été favorable. Mais nous ne saurions confondre cet exercice mesuré du poumon avec ces efforts brusques et heurtés de la respiration, qui aboutissent à des congestions sanguines. Le professeur Andral ne disait-il pas, il y a déjà longtemps, que « dans la grande majorité des cas, le développement des tubercules pulmonaires est précédé par des congestions sanguines à divers degrés. » N'est-ce pas aussi, pour le dire en passant, à ces congestions sanguines répétées chez les vieillards emphysémateux ou sujets aux catarrhes des bronches, qu'on peut attribuer la tuberculose qu'on observe encore assez communément chez eux ?

Nous entrons maintenant dans le domaine des causes très-nombreuses qui, d'une manière indirecte, en déprimant la constitution ou empêchant le développement du poumon, deviennent l'occasion de l'apparition de la phthisie. Nous les suivrons dans différents âges de la vie.

On ne peut nier que, dans l'enfance, la faiblesse congénitale qui imprime à la constitution une débilité de laquelle elle a peine à se relever, ne soit pour beaucoup dans la manifestation de la phthisie, qui aura lieu à une époque plus éloignée. Si l'on admet que cette débilité native ou acquise dans les premiers mois de la vie ne soit, sinon une cause directe, du moins une cause prédisposante à cette maladie, combien il importe d'éviter cette débilité par tous les moyens possibles et surtout par une bonne alimentation. Combien il devient nécessaire d'étendre et de favoriser l'allaitement naturel, qui est pour l'enfant la seule et bonne alimentation.

Il arrive souvent que dans l'enfance, le système osseux s'affaisse sous l'influence de la répartition insuffisante du phosphate de chaux ; les os se courbent, la colonne vertébrale fléchit, les cavités osseuses se déforment et perdent de leur capacité et sans vouloir signaler le rachitisme comme une cause constante de la phthisie, on ne peut récuser que fréquemment les rachitiques deviennent les victimes de cette maladie. En ce moment, j'observe un jeune homme âgé de 30 ans. Son père et sa mère étaient vigoureux ; ses frères se portent bien ; on ne connaît aucun phthisique dans sa famille ; il a été élevé comme ses frères, vivant presque toujours en plein air. Mais il a conservé de son enfance une grande déformation du thorax ; le sternum saillit en avant, les côtes, au lieu de faire le cercle, sont aplaties sur les côtés, la conformation de la poitrine rappelle celle d'un gallinacé ; il est, au moment où j'écris, au deuxième degré de la phthisie, sans qu'on ait, chez lui, pu découvrir aucune autre cause, sinon la mauvaise conformation du thorax.

La scrofule qui, le plus souvent, se produit dans l'enfance, est-elle une cause fréquente de la phthisie ? Certes, les suppurations longues qu'a à supporter le scrofuleux, jointes à des douleurs sans cesse renouvelées, sont des causes déprimantes de la constitution qui peuvent favoriser l'éclosion de la maladie. Aussi admettait-on autrefois une phthisie scrofuleuse. Et ce qu'il y a de remarquable, et ce qui différencie cette sorte de phthisie de la phthisie d'emblée, si l'on peut s'exprimer ainsi, c'est ce qui fut constaté par Laënnec : c'est que chez les sujets scrofuleux, l'affection tuberculeuse commence assez souvent dans les glandes mésentériques ou cervicales, et les tubercules du poumon, quelquefois peu nombreux, sont le plus souvent le produit d'une éruption secondaire. « Quelquefois même, ajoute le praticien, on ne trouve » dans ces sujets de tubercules que dans les grosses glandes bron- » chiques placées à la racine des poumons. » Cette phthisie n'est donc qu'exceptionnelle. Elle n'est point le complément obligatoire de la scrofule, exceptionnellement elle en est la suite. Quoi, à la vérité, de plus dissemblable que le portrait de l'individu prédisposé à la phthisie et du scrofuleux ? Le premier, dit Arétée, « est grêle, effilé, d'une constitution délicate ; il a les épaules élevées, comme ailées, le cou allongé et tendu, la peau d'un blanc fade, la poitrine étroite. » A ces signes, le judicieux médecin grec eût pu ajouter ce qui a été remarqué de nos jours : la main en fuseau, les doigts effilés, les ongles longs et arrondis, le plus souvent, les cheveux noirs et la pommette colorée. Chez les scrofuleux, selon Baumes, on constate un certain fond de blancheur de la peau qui contraste avec une rougeur assez vive des joues et la pâleur des lèvres. La peau est, en général, d'un poli et d'une douceur remarquables, quoique l'épiderme ait quelque fermeté. Tous les membres paraissent arrondis ; le tissu des chairs est mou et relâché. Le visage est plein, presque bouffi ; les yeux ont en quelque sorte quelque chose de hagard ; le regard est cependant doux ; la couleur de la cornée transparente est bleuâtre et la pupille est grande, la tête est ornée de cheveux souples et dont la couleur est ordinairement châtain-doré ou d'un blond particulier. Le cou est court et gros ; la mâchoire inférieure est plus étendue que de coutume ; la bouche est plus grande ; les lèvres sont plus grosses ; les os de la pommette sont de même plus gros ; les ailes du nez et les paupières sont plus épaissies.... et Baumes eût pu dire encore : les mains sont larges et courtes, couvertes d'engelures l'hiver et terminées par des doigts gras et empâtés ; les ongles sont courts et taillés carrément.

Il n'est donc pas exact de dire que la phthisie est la scrofule du poumon. On a pris souvent d'ailleurs pour des scrofuleux des gens strumeux, lymphatiques, vivant dans des conditions qui développaient ou entretenaient cette constitution morbide. Suivant un auteur anglais, sur 1000 scrofuleux observés, dont 600 hommes et 400 femmes, 21 % seulement étaient phthisiques.

Une des causes les plus communes de la phthisie est l'air confiné. C'est dans les villes de fabriques et dans ces villes, c'est dans les fabriques qui recèlent un grand nombre d'ouvriers de tout âge, de tout sexe, dans des salles closes où ils restent une grande partie du jour, qu'on compte le plus de phthisiques. A l'hôpital de la Croix-Rousse, à Lyon, de 1862 à 1866 inclusivement, M. Chatin s'est assuré que la mortalité par la phthisie atteint le tiers de la mortalité en général. C'est surtout sur les femmes chez lesquelles cette sorte de séquestration porte un trouble marqué dans la menstruation, que le chiffre de la mortalité par cette maladie est le plus considérable. Dans le pays de Galles, pays de mineurs qui passent une partie de leur vie sous terre, dans une atmosphère insuffisante aux fonctions du poumon, le nombre des phymiques est déplorable. Dernièrement, M. le docteur Mascaret constatait que sur 100,000 employés des chemins de fer, 75,000 attachés au service actif et 25,000 aux bureaux, durant une période de sept ans, mouraient 16 hommes seulement du service actif, et 412 des bureaux. Ne sait-on pas que parmi les ouvriers, ceux qui travaillent en chambre, comme, chez les hommes, les tisserands, les cordonniers, les tailleurs, et chez les femmes, les couturières et les modistes, sont ceux qui payent le plus fort tribut à la phthisie.

C'est à cette atmosphère confinée ; c'est à l'encombrement persistant qu'on doit, proportion gardée, la mortalité par la phthisie, plus grande dans la classe pauvre que dans la classe aisée. Aux femmes surtout retenues plus souvent à la maison dans des appartements étroits ; sans dégagement d'air, souvent situés dans des rues resserrées constamment humides, où le soleil fait défaut, aux femmes, dis-je, surtout, incombe la phthisie dans ces conditions. Et quand à ces dernières causes viennent se joindre la misère, la malpropreté, la privation, motifs de dépression profonde ; on est étonné de voir la phthisie survenir chez des personnes chez lesquelles on n'eût jamais pu la soupçonner.

Les excès alcooliques sont également une des causes provocatrices de la phthisie. C'est à ces excès et non au séjour sur des vaisseaux, comme le veut M. le Dr Rochard, qu'on doit la fréquence de cette maladie chez les marins. S'il m'était permis de joindre mes remarques à celles d'autres observateurs éminents, je dirais qu'au contraire, l'habitation près les plages de l'Océan et les voyages en mer, sont souvent des moyens prophylactiques de la maladie.

Mais outre les excès, nous disait Laënnec dans ses cours, et il l'a répété dans son ouvrage : « Une cause principale du plus grand nombre » de phthisies, dans les grandes villes, est le chagrin ou toute autre » affection triste. » Et, à ce sujet, il donnait en preuve l'histoire d'une communauté religieuse de femmes, où elles étaient décimées par la maladie tuberculeuse. « Non-seulement, disait-il, on fixait habituel- » lement leur attention sur les vérités les plus terribles de la religion, » mais on s'attachait à les éprouver par toutes sortes de contrariétés, » afin de les faire parvenir, dans le plus court espace de temps, à un » entier renoncement à leur propre volonté. » Aussi moi, durant ma carrière médicale, qui commence à être longue, j'ai observé la phthisie fréquente parmi les religieuses, surtout chez celles qui s'étaient séques- trées du monde par le cloître. A cette retraite forcée, il ne faudrait pas seulement attribuer l'anémie, qui souvent est le prélude de la phthisie ; mais il faut en accuser encore le jeûne, dans quelques ordres l'usage d'un atroce corset, cet oubli du monde, ce célibat forcé réfractaire à bien des natures. J'ai connu des femmes qui étaient citées pour leur splendide santé ; elles entraient au couvent ; au bout de quelques années, la menstruation éprouvait des dérangements ; elles maigris- saient et finissaient par mourir de la phthisie, quand, dans leur famille, cette maladie était complétement inconnue.

Mais si, dans certaines circonstances, le célibat forcé peut devenir une cause indirecte de la phthisie, on ne peut nier que les excès vénériens et principalement l'onanisme chez des sujets dans leur première jeu- nesse, soient des causes bien plus fréquentes et bien plus puissantes de la même maladie. Ce serait par milliers qu'il faudrait compter les phthisies occasionnées par ces sortes d'excès, qui agissent d'une ma- nière d'autant plus pernicieuse, que ceux qui s'y livrent vivent dans des habitations insuffisantes, insalubres et qu'ils sont loin de jouir du confortable de la vie.

Nous accusions, tout à l'heure, la vie claustrale de pouvoir devenir une cause de phthisie. Combien plus encore nous pourrions en accuser la vie des femmes dissipées et galantes. Le libertinage et la prostitution sont des éléments de provocation de phthisie. On peut y joindre la syphilis, qui souvent vient les accompagner. Morton, Sauvages, ont cité des exemples nombreux de phthisie par cette cause ; Laënnec, plus réservé, n'admet l'affection vénérienne que comme cause occasion- nelle du développement des tubercules. Le professeur Andral penche à

croire que l'abus du mercure, pour guérir la syphilis, pourrait bien
être plus que cette affection une cause de ce développement : « Ouvrez,
» dit-il, les cadavres d'animaux empoisonnés par le sublimé corrosif
» et vous trouverez qu'une des principales lésions produites par ce sel
» est l'inflammation disséminée d'un certain nombre de lobules pulmo-
» naires. » Chacun de nous, dans sa pratique particulière, s'est con-
vaincu de l'ébranlement qu'apportent à la constitution la plus robuste
les symptômes variés de la syphilis. Lorsque à cette cause de dépression en viennent se joindre d'autres, telles qu'une habitation insalu-
bre, une alimentation insuffisante, une hygiène défectueuse, on est
en droit de regarder la syphilis comme l'occasion fréquente de l'éclosion de la phthisie.

Entourés de ces mêmes éléments d'aggravation que nous venons de
citer, les accouchements trop souvent renouvelés ne deviennent que
trop souvent l'occasion de la même maladie. Il en est de même des
lactations trop prolongées. Il est un terme où l'allaitement, qui est
pour beaucoup de femmes un motif de force et de santé, ne doit pas
être dépassé, surtout si la femme qui nourrit est placée dans des conditions défectueuses. Sinon, il peut porter atteinte à la constitution. Si
la phthisie est rare chez la jument, qui n'allaite son produit que d'une
manière assez courte, et dont le lait n'est recherché que par quelques
malades, elle est fréquente, très-fréquente même chez la vache, dont,
par spéculation, on entretient la lactation le plus qu'il est possible,
et qu'on épuise par des *traites* trop fréquentes et trop prolongées.

La phthisie est regardée comme héréditaire. L'est-elle dans tous les
cas ? D'après un calcul opéré sur 1,000 phthisiques, 34 p. % avaient
perdu leur père, et 16 p. % leur mère ; 28 p. % avaient perdu les deux
parents ; 25 p. % possédaient encore leurs père et mère. Quelque con-
solant qu'il pourrait être de nier cette triste hérédité, on ne peut le
faire après la lecture de ce tableau et à la vue de ce qui se passe
chaque jour sous nos yeux. Cette transmission saute quelquefois un
degré de parenté pour arriver à la deuxième génération. Ainsi, j'ai
connu une famille dont les ascendants étaient morts de la phthisie. La
fille de ces derniers parcourut une longue carrière, et vécut malheu-
reusement assez pour voir périr ses quatre enfants de cette affection.

Il est une autre question sur laquelle il y a division parmi les médecins : la phthisie peut-elle se transmettre d'un individu à un autre, du
mari à la femme, par exemple, et réciproquement ? Laënnec ne se pro-
nonce pas ; il n'ose ni admettre cette transmission ni la nier complétement. Il se borne à dire : « Beaucoup de faits prouvent qu'une maladie
qui n'est pas habituellement contagieuse peut le devenir dans certaines

circonstances. » Il serait difficile de s'associer à l'opinion de certains médecins qui ont cherché à prouver qu'on pouvait devenir phthisique en revêtant les habits qui ont servi à un poitrinaire, en respirant pendant longtemps la mauvaise odeur qui s'élève des crachats, en restant exposé à son haleine. Mais, sans aller aussi loin, pourra-t-on ne pas admettre, quand on a vu tant de fois le fait se reproduire, que trop fréquemment, dans les ménages, le mari succombe à la phthisie peu de temps après la mort de sa femme phthisique ; que plus souvent encore la femme ne tarde pas à rejoindre son mari mort, atteint de la même maladie ? Le fait est moins commun dans les classes aisées, où le bénéfice du logement est accordé. Mais dans la classe pauvre, où la femme (je parle surtout de cette dernière, parce que cet accident est plus ordinaire chez elle à cause de sa réclusion plus grande et de ses soins domestiques plus absorbants), où la femme, dis-je, partage jusqu'à la fin le même logement, le même lit, reste jour et nuit exposée aux émanations qui s'élèvent des crachats, de la transpiration et des déjections du phymique, continue souvent avec lui des relations plus intimes encore, qui oserait dire qu'il ne s'exerce pas là une sorte de contagion ?

En vain, le Dr Bosquillon soutiendra qu'après avoir traité un millier de phthisiques, il n'a jamais pu découvrir qu'aucun le soit devenu par contagion ou qu'il ait communiqué la maladie. En vain, Cullons, moins absolu cependant, assurera que sur plusieurs centaines d'exemples de cette maladie un seul peut-être a pu lui paraître produit par la contagion. Lorsque ces observateurs s'exprimaient ainsi, l'inoculation ne venait pas prouver la véracité de la contagion de la phthisie. Si l'illustre auteur du *Traité de l'Auscultation* pouvait publier aujourd'hui une nouvelle édition de son immortel ouvrage, ce n'est plus sous la forme du doute qu'il émettrait la proposition suivante : « Une inoculation directe peut-elle produire le développement, au moins local, de la matière tuberculeuse ? » Les belles expériences de MM. Villemin, Hérard, Cornil et Lebert ont amplement démontré que la matière tuberculeuse inoculée a suffi pour déterminer dans les poumons des animaux soumis à l'expérience des lésions manifestement tuberculeuses. S'il y a quelques divergences entre ces savants expérimentateurs, elles n'ont lieu qu'au sujet de la réussite plus ou moins complète des tentatives. Selon M. Villemin, la phthisie pulmonaire, comme les autres maladies tuberculeuses en général, serait une affection spécifique, inoculable, virulente. Nos médecins français n'ont cependant cherché la preuve de ce qu'ils avançaient que dans les inoculations à des animaux. Plus hardis ont été les médecins d'au delà des mers ; ils ont osé davantage, et je crains bien que leur audace ne trouvera pas d'imitateurs parmi nous. Je lisais tout dernièrement qu'en Amérique la tuberculose a été inoculée à un homme non soupçonné de phthisie, atteint d'une gangrène au gros orteil du pied gauche due à une embolie de l'artère fémorale. La terminaison fatale était inévitable. On lui inocula à la partie supérieure de la cuisse gauche des crachats venant d'un homme qui avait des abcès dans les poumons. Au bout de trois semaines, l'auscultation révéla un peu de renforcement du bruit respiratoire au sommet du poumon droit et un certain prolongement dans l'expiration. Trente-huit jours après l'inoculation, le malade meurt avec sa gangrène, et l'on trouve dans le lobe supérieur du poumon droit dix-sept tubercules gris très-durs. Il y avait deux granulations au sommet du poumon gauche.

A tous ces faits, le Dʳ Pidoux, qui, en sa qualité d'inspecteur des Eaux-Bonnes, a été à même d'étudier, et avec une rare sagacité, la phthisie d'une manière toute particulière, répond que la phthisie n'est pas une maladie qui commence, mais une maladie qui finit. « Par la méthode expérimentale, ajoute-t-il, on peut déterminer la formation du tubercule, qui est une dégradation des tissus, mais on ne fait pas la phthisie de l'homme. Car ce qui caractérise celle-ci et la rend inimitable, c'est la lente préparation de l'organisme à la tuberculose ; ce sont les mille causes ou conditions externes ou internes, héréditaires et personnelles, innées ou acquises, qui viennent aboutir à cette altération intime, et donnent à la maladie ses formes, sa marche et ses complications infinies et variées. »

Nous venons de passer en revue une partie des causes de la phthisie pulmonaire. Je dis une partie, puisque, pour les exposer toutes, il faudrait imiter le Dʳ Damaschino, et composer comme lui, sur la simple étiologie de la tuberculose, un volume in-8º de 204 pages. Dans cette enceinte, j'ai voulu être concis ; je pouvais l'être moins, si le temps ne m'eût pas été compté. Mais forcément et malgré moi, je crains de l'être davantage encore dans les moyens de les prévenir. C'est que, plus d'une fois, je serai arrêté par des impossibilités matérielles, résultats des vices inhérents à l'état de société. A notre aide nous appellerons souvent la stricte observation des lois de l'hygiène, aussi bien de l'hygiène publique que de l'hygiène privée. Mais bien trop fréquemment notre mode d'organisation sociale viendra se mettre en travers des exigences de ces lois.

Ainsi, l'opinion générale veut, des observations recueillies avec soin ont prouvé que le bénéfice de l'altitude, qu'un air pas trop riche en oxygène et surtout dépourvu de gaz délétères, que le soin d'éviter les effets déprimants d'une constitution où le froid vient se joindre à l'humidité, que la libre circulation de l'air dans les maisons, dans les appartements étaient des conditions propres, sinon à faire disparaître la phthisie, du moins à diminuer le nombre des malheureux qui en étaient atteints. Mais la campagne se dépeuple ; l'industrie recherche les vallées basses, où les cours d'eau sont abondants, où rien ne peut arrêter les funestes effets de l'humidité ; l'industrie exige des ateliers où les courants d'air sont indispensables, où hommes et machines sont entassés.

À cet individu, quel que soit son sexe, d'une constitution appauvrie, il faudrait le grand air, les plages de l'Océan, le séjour en mer, les travaux de l'agriculture ; il ne le peut, la délicatesse de sa santé l'oblige à prendre un métier en chambre ; l'homme se fait tisserand, cordonnier, tailleur ; la femme est couturière, modiste. On achève de s'étioler dans ce réduit exigu, qui, souvent, est à la fois l'atelier et la chambre à coucher, trop heureux quand l'encombrement n'existe pas au logis, quand la misère, avec tout son cortège de négligences, ne vient pas assaillir l'infortuné.

Les exemples de transmission de la tuberculose par une contagion intime, par l'hérédité, ne sont que trop patents. On ne peut les récuser. Mais quel est le législateur qui pourra venir mettre des entraves à ces unions frappées d'avance de mort anticipée ? On reconnaît le vice, mais malgré soi on ferme les yeux. On ne peut ne pas approuver la justesse des principes émis par le Dr Henry Bennett dans une lettre très-spirituelle écrite récemment ; on voudrait une autre conclusion, on n'en trouve pas.

« Un jeune homme, dit cet éminent praticien, prédisposé à la phthisie, peut se marier et avoir des enfants qui seront forts et vivront ; mais pour cela il lui faut épouser une jeune fille saine et *vraiment* en santé, *née et élevée à la campagne* ; il lui faudra être *modéré dans ses rapports conjugaux,* élever ses enfants *hygiéniquement à la campagne,* pour des *occupations de campagne.* S'il était actuellement en cours de phthisie, ce serait *un acte de folie et de cruauté* de sa part de se marier ; il épuiserait ses forces, *procréerait de malheureux enfants* malades, et ferait de son épouse une garde-malade.

» Pour la jeune femme dans le même état, le danger est plus grand, car une ou plusieurs grossesses peuvent survenir, qui *très-probablement* précipiteront la terminaison funeste.

» Aussi, même si les phthisiques négligent nos avis et se marient, ne veulent, *propter vitam, perdere causas vivendi, tout va bien, en définitive,* et la race humaine ne dégénère pas. »

On s'attendait peu à cette conclusion. Mais que lui opposer ? Sera-t-il plus sage de s'associer à certains rigoristes et de demander une responsabilité personnelle d'une application presque impossible ?

Serons-nous plus heureux du côté de ces causes dépressives de la constitution, qui, comme les excès de tous genres, les affections syphilitiques réitérées, les lactations trop prolongées, l'insalubrité des logements et de certaines professions, l'encombrement à demeure, le dénûment, la malpropreté qu'il entraîne, deviennent si souvent l'occasion de la phthisie? Ne viendrons-nous pas nous heurter contre des entraînements ou, ce qui est plus triste, contre des nécessités absolues?

Nonobstant, quels que pourront être notre déboire et aussi notre découragement, ne perdons pas de vue que, de toutes les maladies aiguës et chroniques, la phthisie pulmonaire est celle dont les victimes se comptent chaque année par milliers. Dans les trois mois qui viennent de s'écouler, d'avril à la fin de juin, dans les seuls hôpitaux de Paris, n'enlevait-elle pas 772 personnes, quand les autres affections du thorax réunies n'en enlevaient que 353?

L'impuissance de la science contre l'envahissement de cette terrible maladie a fait que beaucoup de bons esprits ont cherché dans la formation de commissions les moyens d'arriver à la prophylaxie et au meilleur traitement à lui opposer. Louis en faisait la proposition il y a bien plus de vingt ans; le Dr Pidoux la renouvelait en 1867. L'année d'après, sur la motion de mon confrère et ami, le Dr Besnier, une commission dite de *Phthisiologie* était formée et composée d'hommes dont la compétence éclairée est appréciée de tout le monde : MM. Chauffard, Hérard, Moutard-Martin, Potain, Villemin. Jusqu'ici elle s'est tue, ou, du moins, je ne sache pas qu'elle ait parlé. N'a-t-elle pas été arrêtée par la considération qui m'a permis de m'étendre quand j'ai énuméré les causes de la maladie, et forcé de me restreindre quand j'ai abordé le chapitre des moyens prophylactiques? En choisissant ce sujet à traiter dans ce congrès, j'avais prévu combien je serais incomplet. Mais, vu son importance, je n'ai pas voulu m'abstenir, espérant qu'en remettant sans cesse cette importante question sur le tapis, il en sortirait quelques notions utiles, osant croire que de la discussion, qui d'un moment à l'autre pourrait s'élever, surgirait quelque lumière.

ASSOCIATION FRANÇAISE

POUR L'AVANCEMENT DES SCIENCES

EXTRAIT DES STATUTS ET RÈGLEMENT

VOTÉS PAR L'ASSEMBLÉE GÉNÉRALE DU 27 AOUT 1874.

STATUTS.

ART. 4. — L'Association se compose de membres fondateurs et de membres ordinaires : les uns et les autres sont admis, sur leur demande, par le Conseil.

ART. 5. — Sont membres fondateurs les personnes qui auront souscrit à une époque quelconque une ou plusieurs parts du capital social : ces parts sont de 500 francs.

ART. 7. — Tous les membres jouissent des mêmes droits. Toutefois les noms des membres fondateurs figurent perpétuellement en tête des listes alphabétiques, et les membres reçoivent gratuitement pendant toute leur vie autant d'exemplaires des publications de l'Association qu'ils ont souscrit de parts du capital social.

RÈGLEMENT.

ART. 1er. — Le taux de la cotisation annuelle des membres non fondateurs est fixé à 20 francs.

ART. 2. — Tout membre a le droit de racheter ses cotisations à venir en versant une fois pour toutes la somme de 200 francs. Il devient ainsi membre à vie.

La liste alphabétique des membres à vie est publiée en tête de chaque volume, immédiatement après la liste des membres fondateurs.

Les souscriptions sont reçues :

AU SECRÉTARIAT, 76, rue de Rennes;

Chez M. MASSON, *trésorier*, 17, place de l'École de Médecine.

Les souscriptions des membres fondateurs peuvent être versées en une seule fois, ou en deux versements de chacun 250 francs.

Nantes — Imp Vincent Forest et Emile Grimaud, place du Commerce, 4.